この冊子の使い方

この冊子は、いつまでも健康で、若々しくいるためのトレーニングを紹介しています。継続的に取り組むことで、生活習慣病の予防・改善が期待できます。体力に応じた運動を用意しているので、誰にでも実践できます。無理せず、長く続けることを意識して取り組みましょう。

適切な運動がわかる「チェック」付き

安全で、効果的に筋力アップ等を図るには、適切なトレーニングを行うことが重要です。まず、チェック（P.4～11）を行い、あなたに合った運動を確認しましょう。チェックは、月に1回程度行い、記録の伸びを確認するとともに、適切な運動を行いましょう。

運動は動画付き!

動画で正しい動きを確認できます。スマートフォンなどでQRコードを読み込むだけですぐに見られます。リズムよく運動するためにも、動画を見ながら取り組んでみましょう。

もくじ

JN109166

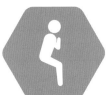
立ち座りのはやさで脚力チェック
立ち座り運動

動きを動画で確認！

用意するもの ▶ ストップウォッチ

CHECK

手を胸の前でクロスし、イスに座った状態から、立つ、座るを繰り返します。
5回目に立ち上がるまでの秒数を測ります。

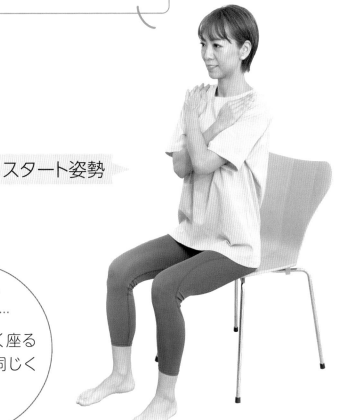

スタート姿勢

POINT

・イスには浅く座る
・足は肩幅と同じくらい開く

① 座った状態から始める

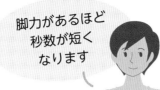

脚力があるほど
秒数が短く
なります

結果に応じたおすすめの運動		
12秒 未満 ➡ **P.17**		難易度 ★★★
12〜17秒 未満 ➡ **P.14〜15**		★★
17秒 以上 ➡ **P.16**		★

結果を記録する（月に1回をめやす）			
月／日	秒	月／日	秒
／		／	
／		／	
／		／	
／		／	
／		／	
／		／	

POINT

・息を止めず立ち上がる
・しっかりとひざを伸ばして立ち上がる
・中腰での立ち座りはNG!

② 5回目の立ち上がりまでなるべく早く、立つ、座るを繰り返す

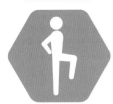

片足立ちでバランス力チェック
片足立ち

動きを動画で確認！

用意するもの ▶ ストップウォッチ

---------- CHECK ----------

両手を腰に当てて立ち、片方の足を床から上げ、バランスを保っていられた時間を測ります。

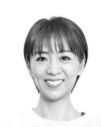

① 両手を腰に当てて立つ

② 片方の足を床から上げてスタート

③ バランスを崩したら終了

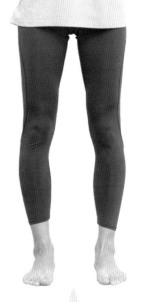

スタート姿勢

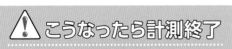

⚠ **こうなったら計測終了**

- 腰から手が離れる
- 上げた足が床につく
- 上げた足が軸足に触れる
- 軸足がその場から動いた

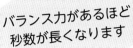

バランス力があるほど
秒数が長くなります

結果に応じたおすすめの運動		
20秒 以上	➡ **P.21**	難易度 ★★★
6〜20秒 未満	➡ **P.18〜19**	★★
5秒 以下	➡ **P.20**	★

結果を記録する（月に1回をめやす）			
月／日	秒	月／日	秒
／		／	
／		／	
／		／	
／		／	
／		／	
／		／	

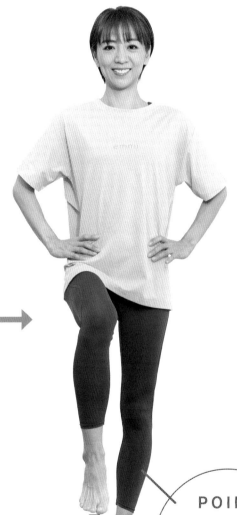

コラム

バランス力
衰えていませんか?

歳を重ねると骨量が減るとともに
平衡感覚も鈍くなります。それに
より、転倒や骨折のリスクが高く
なります。バランス感覚を鍛える
ことは、転倒予防や介護予防にも
繋がります。

POINT

軸足は立ちやす
い方でOK

上げる足は床から
5センチ以上離す

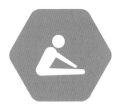
前屈で柔軟性チェック
前屈運動

動きを動画で確認！

CHECK

長座の姿勢から上体を倒して、手が
どこまで届くかを測ります。

スタート姿勢

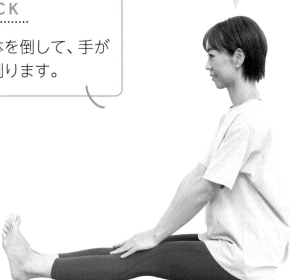

① 両足を伸ばして座る（長座の姿勢）

> 🪑 **長座が難しい場合はイスに座った状態から
> 体を前に倒しましょう。**

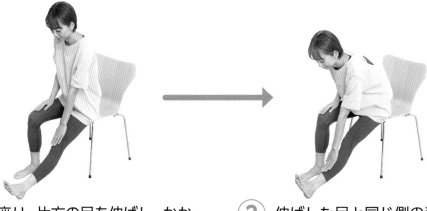

① イスに座り、片方の足を伸ばし、かか
とは床につける。もう一方の足は、
ひざを曲げ、足裏を床につける

② 伸ばした足と同じ側の手を足に
そわせながら、上体を前に倒し、
手の届く位置をチェック

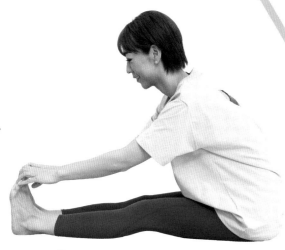

② 両手を足にそわせながら、ゆっくり上体を前に倒し、両手の届く位置をチェック

POINT
....

・息を止めない
・反動をつけて 倒さない

結果に応じたおすすめの運動					

つま先　　**足首**　　➡ **P.22〜27**　難易度 ★★

すね　　➡ **P.22〜27**（イスでの柔軟運動）　難易度 ★

結果を記録する（月に1回をめやす）			
月／日	届いた位置	月／日	届いた位置
／		／	
／		／	
／		／	
／		／	
／		／	
／		／	

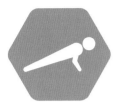

腕立て伏せで上半身・腕の筋力チェック
足首クロス腕立て伏せ

動きを動画で確認！

スタート姿勢

CHECK

両手とひざを使った腕立て伏せを何回できるかを測定します。

手をつく位置は
肩幅よりも広く

床が硬いときは、ひざの下に
タオルなどを敷きましょう

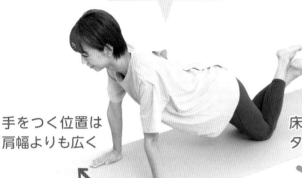

① 手を肩幅より大きめに広げて床につける
両ひざを揃え足は床から離し、足首を交差させる

② 息を吸いながらひじをゆっくりと曲げて、胸を床に近づける

姿勢を確認

良い例

悪い例

腰を反らさずまっすぐに

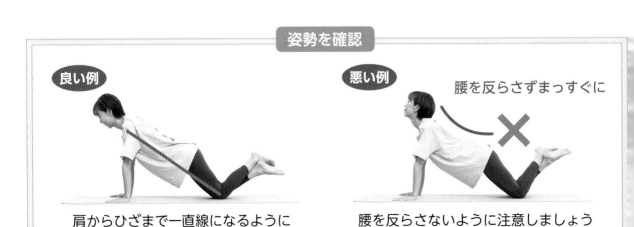

肩からひざまで一直線になるように

腰を反らさないように注意しましょう

コラム

筋トレすると
ムキムキに太くなる?

筋トレをすると、ムキムキになってしまうと思っていませんか。この冊子で紹介しているトレーニングだけでボディビルダーのような体型になることはありませんので、心配は無用です。

むしろ、筋トレで適度に筋肉がつくと体が引き締まり、メリハリのある体になります。しかも、基礎代謝が上がり1日に消費するエネルギー量が増えるため、太りにくく、やせやすい体になります。

POINT

・息を止めない
・腰を反らさない

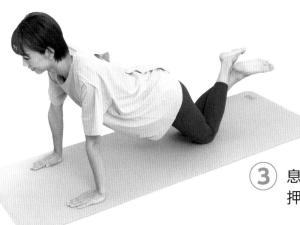

③ 息を吐きながら両手で体を
押し上げ①の姿勢に戻す

結果に応じたおすすめの運動		
10回 以上	→ **P.31**	難易度 ★★★
1〜9回	→ **P.28〜29**	★★
0回	→ **P.30**	★

結果を記録する（月に1回をめやす）			
月／日	回	月／日	回
／		／	
／		／	
／		／	
／		／	
／		／	
／		／	

チェック結果をまとめよう

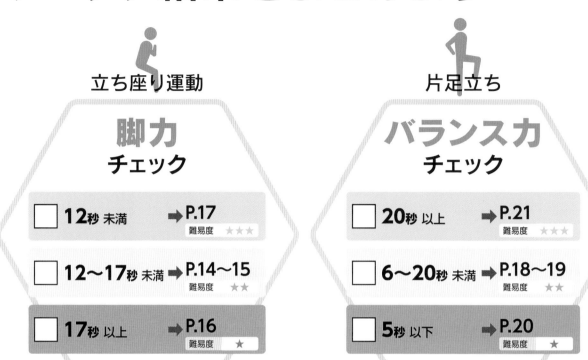

立ち座り運動

脚力
チェック

- ☐ **12秒** 未満 ➡ **P.17**　難易度 ★ ★ ★
- ☐ **12〜17秒** 未満 ➡ **P.14〜15**　難易度 ★ ★
- ☐ **17秒** 以上 ➡ **P.16**　難易度 ★

片足立ち

バランス力
チェック

- ☐ **20秒** 以上 ➡ **P.21**　難易度 ★ ★ ★
- ☐ **6〜20秒** 未満 ➡ **P.18〜19**　難易度 ★ ★
- ☐ **5秒** 以下 ➡ **P.20**　難易度 ★

効果的な運動方法について

まずは、チェック結果に応じた運動を行いましょう。各運動は、難易度を★で表しています。やってみて、難しすぎる、もしくは簡単すぎるという場合には、難易度を変更しましょう。

- ・回数やセット数は、あくまで目安です。体力に合わせて、無理をしないように行いましょう。難易度★3の運動でも簡単にできてしまう場合には、1セットあたりの回数を5回程度増やしてみましょう。
- ・筋トレは、週2〜3回行いましょう。ただし、疲労が残る場合は、無理せずに休みましょう。ストレッチは毎日でもOKです。
- ・鍛えている部位を意識して、ややきついと感じる強度で行うと効果が高まります。
- ・左右がある運動では、好きな方からはじめてかまいません。

「チェック」で、思ったより成果が出なかった・・・

「チェック」は、あなたにあった運動を確認することが目的なので、落ち込む必要はありません。続けることが大切です。

前屈運動

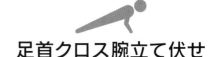

足首クロス腕立て伏せ

柔軟性
チェック

☐ **つま先** ➡ P.22〜27
難易度 ★★

☐ **足　首** ➡ P.22〜27
難易度 ★★

☐ **す　ね** ➡ P.22〜27
（イスでの柔軟運動）
難易度 ★

上半身・腕の筋力
チェック

☐ **10回** 以上 ➡ P.31
難易度 ★★★

☐ **1〜9回** ➡ P.28〜29
難易度 ★★

☐ **0回** ➡ P.30
難易度 ★

安全にトレーニングするために

・ややきついくらいを意識しつつも無理をしない
・自然な呼吸を意識し、息を止めて力まない
・反動をつけない

※痛みを感じたとき、違和感があるときは、すぐにかかりつけ医や整形外科に相談しましょう。

ケガでできない・・・そんなときは

ケガや痛みがあるときは無理に運動する必要はありません。
33ページからは、ストレス解消に役立つストレッチを紹介しています。
ケガなどはないけれど、疲れが溜まっているときにも活用してください。ケガが治ってきたら、難易度の低いものから行うようにしましょう。

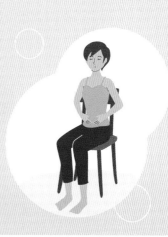

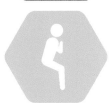

実践 脚力を鍛えてやせやすい体に！

下半身全体に効果的！
スクワット

難易度 ★★

動きを動画で確認！

目標 **10回×2セット**

よく鍛えられる
鍛えられる

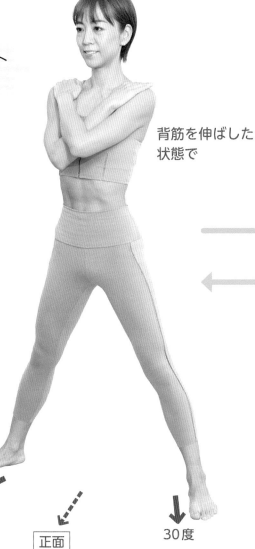

スタート
姿勢

背筋を伸ばした
状態で

① 手は胸の前でクロスさせ、足を肩幅より開いて立つ

② イスに腰掛けるようにお尻を突き出しながら、ゆっくり腰を下ろす

③ ももが床と平行になるまで、腰を下ろしたら、スタート姿勢に戻す

30度

正面

30度

POINT

・上半身はリラックス
・つま先を外側に30度ほど開く

14

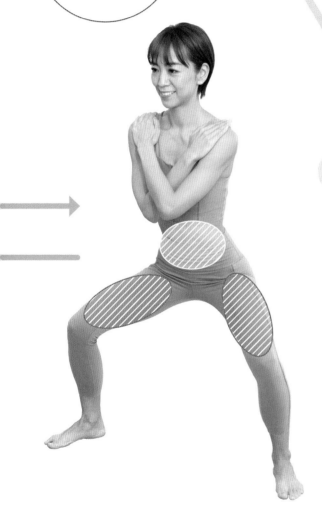

コラム

運動不足ならば、まずは下半身を鍛えましょう

筋肉の6〜7割は、下半身にあるといわれています。歩く、立つ、座るなどの日常生活動作に欠かせない筋肉です。そのため、下半身の筋肉を鍛えることは、生活習慣病予防のみならず介護予防にもとても効果的です。

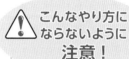

こんなやり方にならないように
注意！

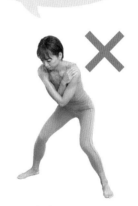
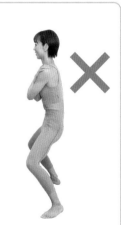

ひざが内側に入らないように

ひざがつま先より前に出ないように

ゆっくりとした動きが効果的

筋肉が力を発揮した状態をできるだけ長く維持すると負荷が小さくても大きな効果が得られます。そのためには、ゆっくり動くこと、関節を伸ばしきらないことを意識しましょう。

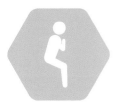

脚トレの入門編

難易度　★

動きを動画で確認!

スロー立ち座り運動

目　標　10回×2セット

よく鍛えられる

鍛えられる

① イスに浅く腰掛け、手を胸の前でクロスさせた
状態から立ち上がる

② ゆっくりと3秒ほど
かけて腰を下ろして
座る

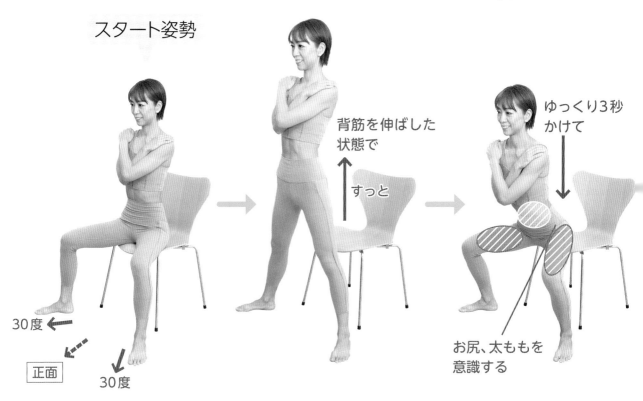

スタート姿勢

背筋を伸ばした
状態で

すっと

ゆっくり3秒
かけて

30度

正面

30度

お尻、太ももを
意識する

POINT

・足は肩幅より広
めに開く
・つま先を外側に
30度ほど開く

POINT

・視線は前
・息を止めない

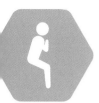

もっと脚トレ！

スプリットスクワット

動きを動画で確認！

目標 左右10回×2セット

よく鍛えられる

鍛えられる

**スタート
姿勢**

右足のひざは
つま先の上に

① 上体を前傾させ、手を腰に当て、左足を後ろに引き、かかとを浮かせて立つ

POINT

・しゃがんだ時に息を吸い、立ち上がる時に息を吐く
・上体を前傾させたまま、体ごと上下動する
・しゃがんだときに前の足のひざがつま先より前に出ないように注意する

② 左足が床に着く直前までゆっくりとしゃがむ

③ 上体は前傾のまま、ゆっくりともとに戻す

**左右入れ替えて
2セット！**

17

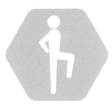

ふらつきに対応できる
体を作る！

難易度　★★

動きを動画で確認！

タンデム歩行

目標 10歩×5セット

よく鍛えられる
鍛えられる

POINT

・視線は前
・息を止めない
・左右の足を
　一直線に

スタート
姿勢

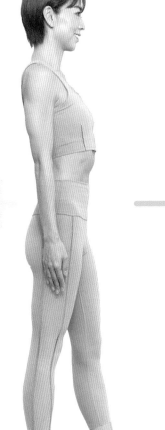

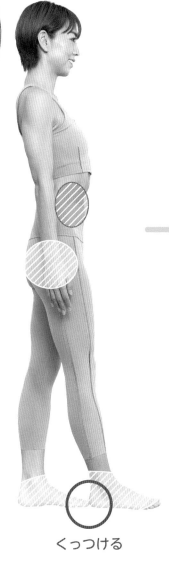

くっつける

くっつける

① 右足のつま先に左足のかかとを
　くっつけて立つ

② 右足を前に出し、かかとを左足の
　つま先にくっつける（1歩目）

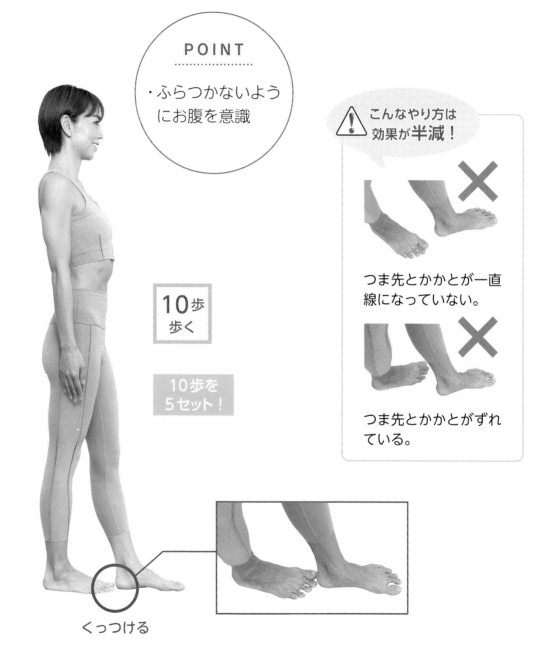

POINT

・ふらつかないようにお腹を意識

こんなやり方は
効果が半減！

つま先とかかとが一直線になっていない。

つま先とかかとがずれている。

10歩
歩く

10歩を
5セット！

くっつける

③ 左足を前に出し、かかとを右足のつま先にくっつける
左右交互に足を出し、10歩 (残り8歩) 歩く

壁さえあればできる!
5秒足上げ

難易度　★

動きを動画で確認!

目　標 左右5秒×5セット

よく鍛えられる ▨▨▨▨
鍛えられる ▢

① 壁の近くに立ち、左(壁側の)手で壁に触れる

スタート姿勢

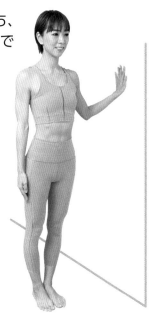

② 右(壁から遠い側)の足を上げて5秒キープ

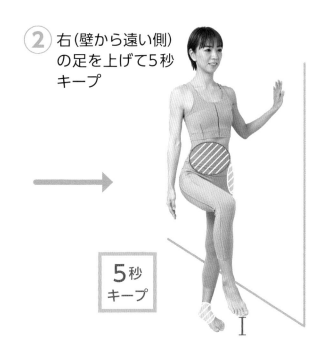

5秒
キープ

上げる足は床から5センチ程度

POINT
・壁は触れる程度で（なるべく体重をかけない）
・足を高く上げすぎない

③ 足を下ろし、体の向きを変えて、反対の足を行う

慣れたら壁から手を離してみよう!

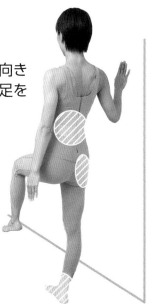

左右入れ替えて
5セット!

20

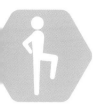

体幹にも効果的！
5秒T字バランス

動きを動画で確認！

目標 左右5秒×5セット

よく鍛えられる 〔▨▨▨〕
鍛えられる

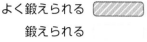

目線は前

① 左手を腰に当てて
両足を揃えて立つ

② 左手を腰に当てた
まま、右手を前に
伸ばす

5秒
キープ

一直線に

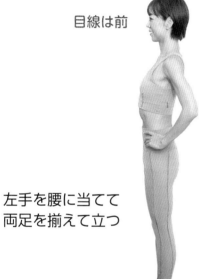

③ 左足を後ろに伸ばしながら
左足と右手が一直線になる
ように上体を倒して5秒
キープ

POINT

・手と足が一直線
になるよう意識

一直線に

左右入れ替えて
5セット！

21

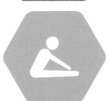

脚の裏側の筋肉を緩める
下半身伸ばし（もも裏）

難易度 ★★

動きを動画で確認！

目標 左右20秒×2セット

よく鍛えられる

鍛えられる

スタート姿勢

両手を太ももの上に

POINT

伸ばした足のつま先を立てることで、ふくらはぎもストレッチできる

① 床に座り、右足を伸ばしてつま先を立て、左足は内側に曲げる

難しいときはイスを使って
難易度 ★

目標 左右20秒×2セット

① イスに浅く腰掛け片方の足を伸ばす

POINT

・息を止めない

スタート姿勢

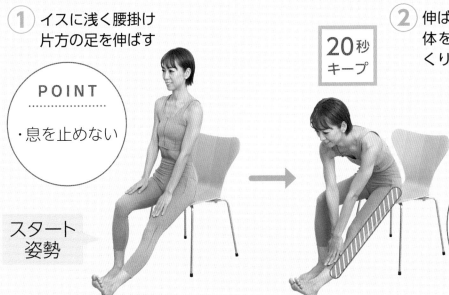

20秒キープ

② 伸ばした足先に向けて、上体を反動をつけずにゆっくり倒し、20秒キープ

左右入れ替えて2セット！

POINT

・反動をつけて倒さない
・伸ばした足のつま先を立てる

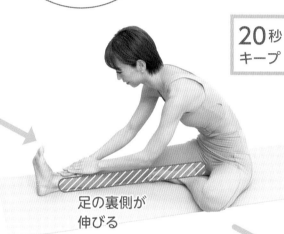

20秒
キープ

足の裏側が
伸びる

② 伸ばした足先に向けて、上体を
  反動をつけずにゆっくり倒し、
  20秒キープ

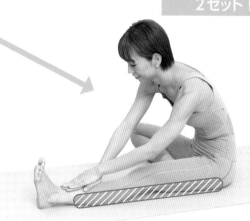

左右入れ替えて
2セット！

③ 左右入れ替えて行う

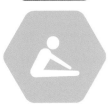

衰えがちなお尻の筋肉を
刺激する

難易度 ★★

動きを動画で確認！

下半身伸ばし（お尻）

目　標 左右20秒×2セット

よく鍛えられる ////////
鍛えられる

スタート
姿勢

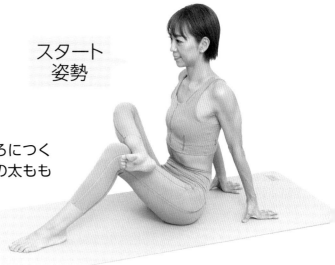

① 床に座り、両手はお尻の斜め後ろにつく
　左足を曲げ、右足を曲げた左足の太もも
　の上に乗せる

難しいときはイスを使って 難易度 ★

目　標 左右20秒×2セット

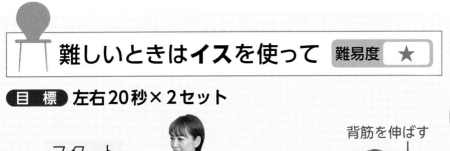

スタート
姿勢

右手は右ひざの上に
左手はかかとに

背筋を伸ばす

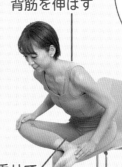

太ももに乗せて
いる側のお尻の
筋肉が伸びる

POINT

・反動をつけて
　倒さない
・息を止めない

20秒
キープ

左右入れ替えて
2セット！

① イスに浅く腰掛け、右足を左足
　の太ももの上に乗せる

② 背筋を伸ばし、反動をつけずに上体を
　ゆっくり倒し、20秒キープ

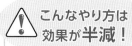

こんなやり方は
効果が**半減**！

背中が丸くなってしまう
とお尻の筋肉がよく伸び
ない。背筋を伸ばし、上
体を足に近づけるように
する。

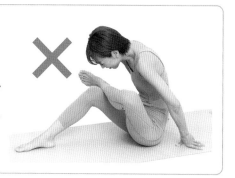

20秒
キープ

背筋を
伸ばす

上げている足の
お尻の筋肉が伸びる

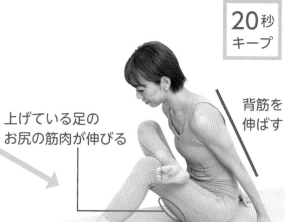

足の位置は変えない

POINT

・息を止めない
・上体を足に近づける

② 背筋を伸ばし、反動をつけずに
上体をゆっくり足に近づけて
20秒キープ

左右入れ替えて
2セット！

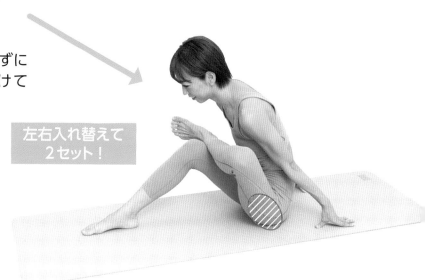

③ 左右入れ替えてもう片方の足でも行う

硬くなりがちな
内もも・股関節を伸ばす

難易度　★★

動きを動画で確認！

下半身伸ばし（内もも）

目　標　20秒×2セット

よく鍛えられる
鍛えられる

スタート
姿勢

背筋を
伸ばす

両手で
両足をつかむ

① 床に座り、足の裏を合わせる
両手で足をつかみ、体に引き
寄せる

POINT

・背筋を伸ばし胸を
突き出すように
倒す

20秒
キープ

② 背筋を伸ばしたまま反動をつけずに、
上体をゆっくり倒して20秒キープ

難しいときは**イス**を使って 難易度 ★

目標 **20秒×2セット**

① イスに浅く座り、足を
横に開く

② 手でひざを外側に押しながら反動をつけず
に上体をゆっくり倒して20秒キープ

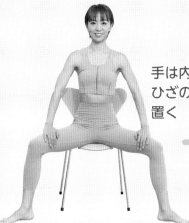

手は内ももの
ひざの近くに
置く

スタート姿勢

**20秒
キープ**

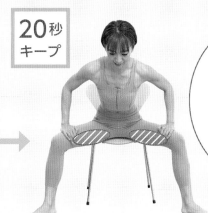

POINT

・背中を丸めず、
背筋を伸ばし胸
を突き出すよう
に倒す

③ スタート姿勢に戻る

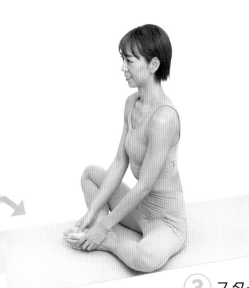

③ スタート姿勢に戻る

⚠ こんなやり方は
効果が**半減！**

背中が丸まっていると、内も
もの筋肉が伸びづらい。浅く
ても良いので背筋を伸ばした
まま、上体を倒す。

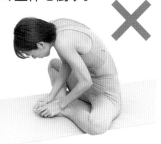

×

27

真っ直ぐな姿勢でいるために 難易度 ★★

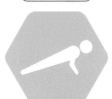

ひざつき腕立て伏せ

動きを動画で確認!

目 標 10回×2セット

よく鍛えられる //////

鍛えられる

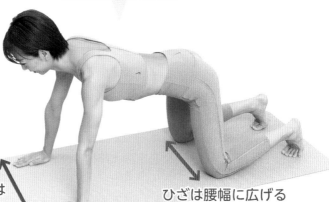

スタート姿勢

① ひざを腰幅に広げ、手は肩幅より大きめに広げて床につける

手をつく位置は肩幅よりも広く

ひざは腰幅に広げる

POINT

・息を止めない
・腰を反らさない

両手の間に胸がくる位置で行う

正しい姿勢を確認

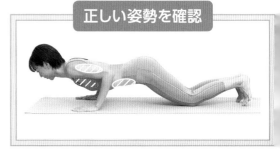

② 息を吸いながらひじをゆっくりと曲げて床に胸を近づける

体重だけでなくその中身にも注目

　筋肉と脂肪では密度が異なり、同じ重さならば、筋肉は脂肪より体積が少なくなります。つまり、体重が変わらなくても、脂肪が減り筋肉が増えると、見た目は細くなります。

　また、見た目の問題だけでなく、増えすぎた内臓脂肪は生活習慣病を悪化させるなど体に悪影響を及ぼすため、脂肪を減らすことは、健康にとって大変重要です。

　筋肉量や体脂肪量にも注目できると、筋トレの効果をより実感できます。

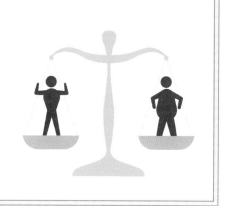

コラム

腕だけでなく上半身の筋力アップが期待できる

　腕立て伏せは、腕だけでなく、肩や胸、体幹、背中の筋力アップが期待できる運動です。
　二の腕のたるみの解消や姿勢維持、バストアップまで様々な部位に効果が期待できます。

腰を反らさず
体が一直線になるように

③ 息を吐きながら両手で体を押し上げて
①のスタート姿勢に戻す

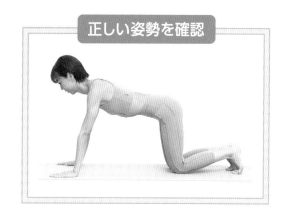

正しい姿勢を確認

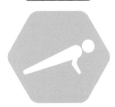

上半身運動の第一歩
壁立て伏せ

難易度　★

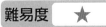

目 標 15回×2セット

よく鍛えられる ⬛
鍛えられる ⬜

① 壁に手をつき、体がやや斜めになる
距離で立つ
手は肩幅より広めに開く

② 息を吸いながらひじをゆっくりと
曲げて、胸を壁に近づける

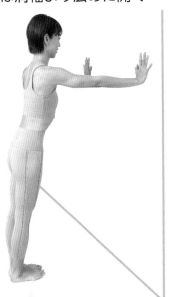

スタート姿勢

体が一直線に
なるように

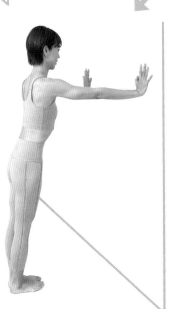

POINT

・息を止めない
・腰を反らさない

③ 息を吐きながら両手で体
を押し戻し①のスター
ト姿勢に戻す

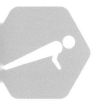

体幹にも効果的！
腕立て伏せ

動きを動画で確認！

目標 10回×2セット

よく鍛えられる /////////

鍛えられる

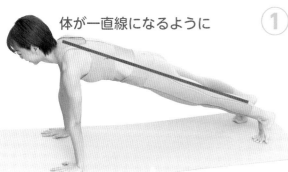

体が一直線になるように

① 手を肩幅より大きめに広げて
床につける
足首から肩まで一直線になる
ように姿勢を保つ

スタート姿勢

POINT

・息を止めない
・腰を反らさない

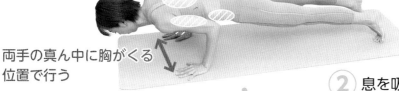

両手の真ん中に胸がくる
位置で行う

② 息を吸いながらひじをゆっくり
と曲げて、胸を床に近づける

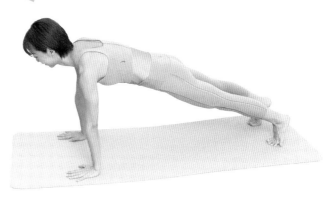

③ 息を吐きながら両手で体を
押し上げて、①のスタート
姿勢に戻す

コラム 運動のメリットを再確認！

やせやすい体に

基礎代謝が上がることで、太りにくくやせやすい体になります。
体が引き締まりスタイルアップも期待できます。

生活習慣病を予防・改善できる

運動は、肥満を予防・解消できる上、インスリンなどのホルモンの働きを
助け、生活習慣病の予防・改善も期待できます。

体が強くなる

心肺機能、骨や免疫機能などが強化され、病気になりづらい体を作ります。
また体力がつくと疲れにくくなります。

ストレス解消とメンタルヘルスの改善

運動で気分がスッキリすることは、多くの方が感じたことがあるのではな
いでしょうか。運動によるリラックス効果で、メンタルヘルスの改善が期
待できます。

認知症の発症リスクが減少

適度な運動は脳神経の機能も改善し認知症予防に効果的です。脳の老化
を抑えるためには1日10分でも体を動かすことが重要です。

元気なうちからの予防が大切 フレイル予防

健康な状態と介護が必要な状態の中間に位置し、身体機能
と認知機能の低下がみられる状態のことを「フレイル」と
いいます。
フレイルは生活能力の低下のみならず、死亡率も高めます。
このフレイルを予防することが、元気な高齢期を過ごす上
で大変重要です。
今は健康な方も若いうちから体を鍛えて、動ける体を維持
していくことが大変重要です。

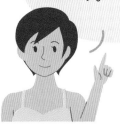

肥満や生活習慣病でない
方にとっても、運動は非常
に重要です。

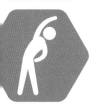

緊張をほぐしてリラックス！

体側ストレッチ

動きを動画で確認！

めやす 左右20秒×2セット

① イスに浅く座り、足を肩幅ほど開く
左手を右の太もものひざに近いところにおく

② 右手を上げて反動をつけずに上体を左斜め前に倒し20秒キープ

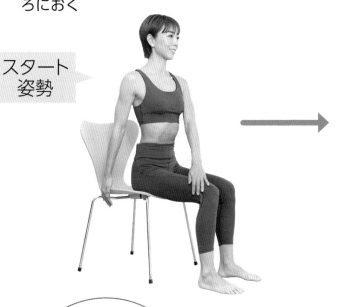

スタート姿勢

20秒キープ

POINT

・上半身はリラックスした状態で
・息を止めない

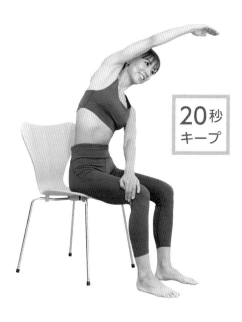

上半身横側の筋肉全体が伸びているのを意識する

左右入れ替えて2セット！

③ 左右入れ替えて同じように行う

目の疲れに効く

スマホ首ストレッチ

動きを動画で確認！

めやす　左右20秒×2セット

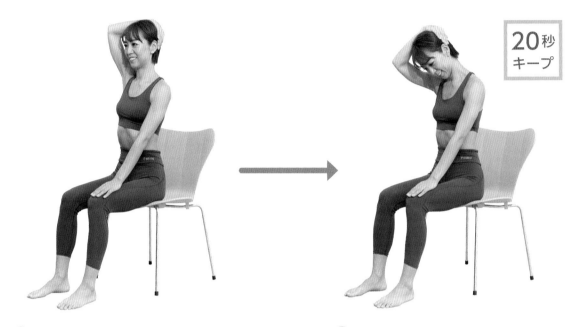

20秒
キープ

① イスに座り、右手を後頭部の
　　左側に当てる

② 反動をつけずに右斜め前に頭を
　　ゆっくり倒し、20秒キープ

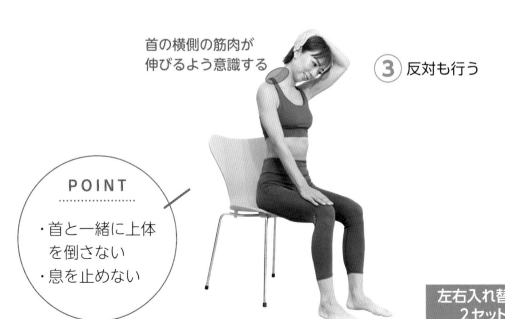

首の横側の筋肉が
伸びるよう意識する

③ 反対も行う

POINT

・首と一緒に上体
　を倒さない
・息を止めない

左右入れ替えて
2セット！

深い呼吸で精神統一
8秒腹式呼吸

めやす **3分×5セット** ※連続して行わなくてよい

動きを動画で確認!

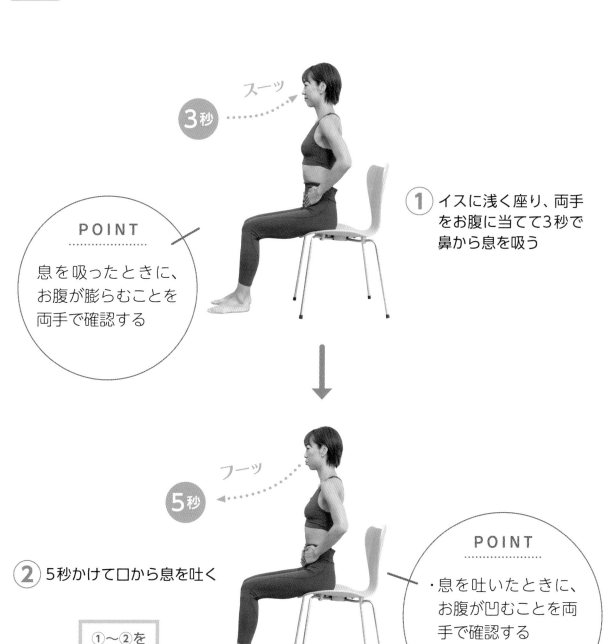

3秒 スーッ

POINT

息を吸ったときに、
お腹が膨らむことを
両手で確認する

① イスに浅く座り、両手
をお腹に当てて3秒で
鼻から息を吸う

フーッ
5秒

② 5秒かけて口から息を吐く

POINT

・息を吐いたときに、
お腹が凹むことを両
手で確認する
・5秒かけてゆっくり
と息を吐ききる

①〜②を
3分間
繰り返す

ISBN978-4-905264-19-4

C-0077 ￥400E

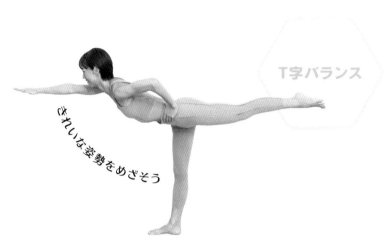

T字バランス

きれいな姿勢をめざそう

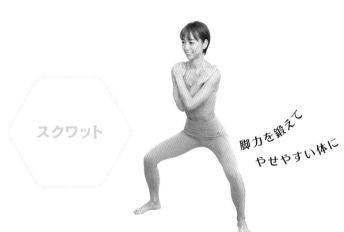

スクワット

脚力を鍛えて
やせやすい体に

監　　修	●	順天堂大学医学部附属順天堂医院健康スポーツ室 医師　　　　横山美帆 健康運動指導士　本沢晶雄
モ デ ル	●	乾ふみな
施設協力	●	IYCヨガセンター
衣装協力	●	emmi
撮影協力	●	株式会社UNION
発　　行	●	株式会社現代けんこう出版

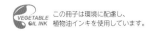